MÉMOIRE

SUR UNE NOUVELLE MÉTHODE

DE

CATHÉTÉRISME

MÉMOIRE

SUR UNE NOUVELLE MÉTHODE

DE

CATHÉTÉRISME

ET SUR SON APPLICATION

A LA CURE RADICALE ET INSTANTANÉE

DES RÉTRÉCISSEMENTS DE L'URÈTRE

Lu à l'Académie des Sciences le 14 mai 1855

PAR

M. le Dr J.-G. MAISONNEUVE

Chirurgien de l'hôpital de la Pitié.

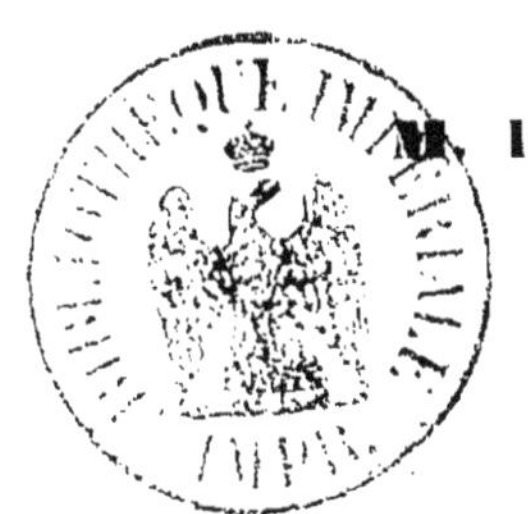

PARIS

IMPRIMERIE DE W. REMQUET ET CIE,

rue Garancière, 5, derrière St-Sulpice.

1855

AVANT-PROPOS.

Quelques personnes paraissant avoir mal compris les faits principaux contenus dans le présent travail, j'ai pensé qu'il était utile de rétablir leur véritable signification en en donnant un résumé succinct.

Ce travail a pour objet spécial de faire connaître une nouvelle méthode de cathétérisme, laquelle, appliquée aux diverses opérations qui se pratiquent sur l'urètre, donne à celle-ci une sécurité et une facilité d'exécution tout à fait inconnues jusqu'à ce jour.

Dans un premier paragraphe où j'expose la succession des idées qui m'avaient conduit à cette nouvelle méthode, j'ai cru devoir rappeler en quelques mots un procédé que j'avais indiqué en 1845, et qui permet de pratiquer facilement et sans danger l'opération du cathétérisme dans les cas les plus graves de rétention d'urine. J'ajoute que, grâce à ce procédé si simple, il *n'est plus désormais de prostate infranchissable*, et que surtout il n'est plus question de ces fausses routes ni de ces accidents inflammatoires redoutables auxquels exposaient si fréquemment les procédés ordinaires. *Tout cela est, je crois, rigoureusement vrai.*

Dans un second paragraphe, je décris la méthode elle-même, ainsi que les instruments propres à son exécution.

J'expose avec détail l'application de cette nouvelle méthode à toutes les opérations usitées dans le traitement des rétrécissements : exploration, dilatation brusque, cautérisation, urétrotomie.

Je dis (ce qui me semble incontestable) que, grâce à cette nouvelle méthode, ces opérations, si délicates et si difficiles et, partant, si incertaines et si dangereuses, sont devenues tout à coup *d'une exécution facile et sûre.*

Passant ensuite aux conséquences pratiques que pouvait avoir cette extrême simplification de toutes les manœuvres opératoires destinées à combattre les rétrécissements, et considérant d'une part que parmi ces opérations il en était une dont l'efficacité *pour la cure radicale* avait reçu la plus haute sanction scientifique, le grand prix de 10,000 francs, décerné par l'Académie de médecine; d'autre part, que cette opération, autrefois embarrassée de nombreuses difficultés d'exécution, pouvait être, grâce à la nouvelle méthode de cathétérisme, pratiquée facilement et sans aucun traitement préparatoire; je me suis cru en droit de dire que la *cure radicale* des rétrécissements pouvait être obtenue *instantanément* et sans l'intervention des traitements dilatateurs.

Est-ce à dire pour cela, comme l'ont avancé certaines personnes, que je proscris toutes les autres méthodes dans les rétrécissements de l'urètre, et que je préconise l'incision comme le seul traitement de ces maladies et comme un traitement *constamment* radical? Loin de moi cette idée. J'ai dit seulement que la nouvelle méthode, qui se prête à toutes les opérations usitées contre les rétrécissements, pouvait, en s'appliquant à l'urétrotomie, étendre le champ d'application de cette méthode précieuse qui, seule jusqu'à présent, permet d'obtenir la cure radicale des rétrécissements de l'urètre.

C'est donc une nouvelle ressource que je suis venu proposer aux praticiens en leur en indiquant les applications possibles. Quant à ce qui est du choix à faire parmi toutes les méthodes connues pour le traitement de tel ou tel cas particulier, c'est une question que je n'ai jamais eu l'intention de résoudre ni même d'aborder dans ce mémoire de quelques pages; et je ne puis comprendre encore comment on a pu me prêter une pareille idée.

Ces explications paraîtront certainement superflues aux lecteurs qui, de bonne foi et sans passion, liront mon travail.

Ainsi donc pour résumer :

1° La méthode de cathétérisme que je propose est réellement nouvelle ;

2° Elle est facilement applicable à toutes les méthodes opératoires destinées à combattre les rétrécissements de l'urètre.

3° Elle donne à leur exécution une facilité et une sécurité jusqu'alors inconnues.

4° Elle peut même, quand la cure radicale par l'urétrotomie paraît opportune et possible, permettre de l'obtenir instantanément et sans traitement préparatoire.

------o𝕆o------

Je n'ai pas cru devoir répondre aux diverses objections qui m'ont été adressées par mes collègues de la Société de chirurgie, parce qu'elles ne m'ont pas paru porter sur le fond de mon travail. Je me contenterai de dire un mot des deux suivantes :

1° Les bougies articulées auraient été employées depuis longtemps par MM. Perrève, Bonnet, etc.

MM. Perrève, Bonnet, etc., ont en effet ajouté à l'extrémité de leurs instruments un bout de bougie qui, faisant ainsi partie de l'instrument, était introduit en même temps que lui : ce n'est pas là du tout ce que je fais.

J'introduis d'abord dans l'urètre une bougie *indépendante et libre*, puis, quand celle-ci est introduite, je visse sur elle mon instrument, auquel elle sert de conducteur.

2° L'urétrotome dont je me sers ne serait autre que celui de M. Ricord. A cela je réponds que l'urétrotome de M. Ricord sert à couper d'*arrière en avant*, et le mien d'*avant en arrière* : je m'abstiens d'indiquer les autres différences.

MÉMOIRE

SUR UNE NOUVELLE MÉTHODE

DE

CATHÉTÉRISME.

Il y a quelques années (en janvier 1845), j'eus l'honneur d'exposer à l'Académie un procédé très-simple qui permettait de pratiquer facilement et sans danger l'opération du cathétérisme dans les cas les plus graves de rétention d'urine. Ce procédé consistait à introduire d'abord dans l'urètre une bougie fine et flexible qui, se moulant aux inflexions du canal, arrive toujours et sans difficulté dans la vessie; puis à se servir de cette bougie comme d'un conducteur sur lequel on fait glisser une sonde élastique percée à ses deux bouts.

Ce procédé si simple est actuellement employé par tous les praticiens, et, depuis lors, non-seulement il n'est plus de prostate infranchissable, mais surtout il n'est plus question de ces fausses routes, ni de ces accidents inflammatoires redoutables, auxquels exposaient si fréquemment les procédés ordinaires.

Frappé des avantages considérables que cette méthode de cathétérisme sur conducteur avait réalisés dans le traitement de rétentions d'urine, j'ai cherché à en faire l'application aux rétrécissements de l'urètre. Mais ici les conditions étaient bien différentes. En effet, dans la rétention d'urine, le canal n'ayant rien perdu de son calibre, et l'obstacle à l'introduction du cathéter ne résidant que dans un changement plus ou moins brusque de direction, produit par l'hypertrophie de la prostate, aussitôt que la bougie conductrice est arrivée dans la vessie, rien ne s'oppose plus à ce qu'on fasse glisser sur elle une sonde plus volumineuse pour l'évacuation de l'urine.

Dans les rétrécissements, au contraire, l'urètre permet à peine l'introduction d'une bougie filiforme, et son étroitesse oppose un obstacle invincible à ce que, par-dessus cette bougie, on puisse faire glisser un instrument de quelque volume.

En présence de cette difficulté radicale, je perdis longtemps l'espoir d'atteindre le but que je poursuivais, lorsque l'idée me vint d'utiliser la bougie conductrice d'une autre manière :

Au lieu de faire glisser sur elle l'instrument que je voulais introduire, je vissai, sur son extrémité libre, le bec de cet instrument qui, faisant ainsi corps avec elle, put facilement pénétrer à sa suite dans les rétrécissements, pendant qu'elle-même s'enfonçait dans l'intérieur de la vessie, où elle se repliait.

Ce résultat fixa vivement mon attention, et je ne tardai pas à comprendre qu'il ne s'agissait pas seulement d'une modification à la méthode de cathétérisme sur conducteur, mais bien d'une nouvelle méthode tout aussi simple et beaucoup plus féconde (cathétérisme à la suite).

Cette méthode en effet, également applicable aux instruments de toutes les formes et de tous les calibres, m'a permis de résoudre d'un seul coup deux des problèmes les plus complexes et les plus importants de la chirurgie des voies urinaires : celui de l'exécution facile et sûre de toutes les opérations relatives au traitement des rétrécissements de l'urètre, et surtout celui de la guérison instantanée de ces affections, sans aucune dilatation préalable ni consécutive.

Exposé de la méthode :

Instruments.

La nouvelle méthode de cathétérisme que je propose n'exige aucun instrument spécial. Il importe seulement que la bougie conductrice et les instruments dont elle doit diriger l'introduction soient disposés de manière à s'articuler ensemble, à la volonté du chirurgien.

Le moyen qui m'a paru le plus simple pour obtenir ce résultat, consiste dans l'emploi d'un petit ajustage métallique, fixé à demeure à l'extrémité externe de la bougie, et auquel l'instrument à introduire vient lui-même s'articuler à l'aide d'une vis dont son bec doit être muni à cet effet.

Tous les instruments usités dans les maladies de l'urètre se prêtent parfaitement à ce mode d'articulation. Nous nous contentons de mettre sous les yeux de l'Académie ceux dont l'emploi est le plus général :

1° Un mandrin explorateur ;

2° Une sonde métallique, simple ou conique ;

3° Les dilatateurs de Perrève, de Rigault, etc. ;

4° Les porte-caustique de Ducamp, de Lallemand ;

5° Le cathéter cannelé de Syme ;

6° Les urétrotomes de Civiale, Reybard, frère Côme ;

7° Enfin, les instruments nouveaux qui me servent à traverser les rétrécissements les plus étroits et me permettent d'obtenir leur guérison instantanée.

Quand le chirurgien est fixé sur le genre d'opération qu'il veut pratiquer, il introduit d'abord dans l'urètre une bougie munie de son ajutage. Cette introduction, qui constitue le premier temps de l'opération, se fait suivant les règles et avec les précautions ordinaires.

Aussitôt que la bougie a pénétré jusque dans la vessie, on visse sur son ajutage l'extrémité de l'instrument dont on a fait choix, puis on pousse avec lenteur l'instrument et la bougie qui le précède, jusqu'à ce que celui-ci se trouve dans les conditions voulues pour les indications à remplir,

Mais les règles relatives à l'exécution de ces manœuvres ne peuvent être l'objet d'une description générale. Elles varient suivant le but qu'on se propose et l'instrument dont on fait usage.

I.—Application de la méthode à l'exploration de l'urètre.

De tous les instruments imaginés pour l'exploration de l'urètre, la bougie à olive est sans contredit le plus simple et le plus utile. Elle permet, en effet, de reconnaître le siége des rétrécissements, leur longueur, leur degré de résistance ; mais pour en obtenir ces renseignements, il est nécessaire que l'olive puisse franchir les parties rétrécies. Or, quand le rétrécissement est considérable et n'admet qu'à grand'peine une bougie filiforme, cette manœuvre présente des difficultés sérieuses.

En effet, si l'olive exploratrice est supportée par

une tige flexible, elle butte contre le rétrécissement, sans pouvoir le franchir, et d'autre part, si on l'adapte à un mandrin métallique, ou court le risque, en exerçant un certain degré de pression, de déchirer les parois du canal et de faire fausse route.

Par l'emploi de la bougie conductrice, ces difficultés disparaissent et l'exploration peut s'opérer facilement, avec la plus entière sécurité.

On commence par introduire la bougie munie de son ajutage olivaire. Quand cette bougie est introduite, on visse sur l'ajutage un petit mandrin de métal, puis on pousse le tout jusqu'à ce que l'olive rencontre le rétrécissement. Guidée par la bougie, cette olive ne peut dévier en aucune manière, de sorte que l'on peut sans aucun danger exercer une pression suffisante pour la faire pénétrer dans l'obstacle et le lui faire franchir.

II. — Application de la méthode à l'introduction des sondes métalliques.

Il est dans la pratique des circonstances nombreuses où l'introduction d'une sonde métallique présente de graves difficultés. Celles-ci peuvent tenir, tantôt à des spasmes, ainsi qu'on l'observe si fréquemment dans le jeune âge, tantôt à la tuméfaction de la prostate, comme on le voit souvent chez les vieillards, d'autres fois à de fausses routes antérieures, mais surtout à des rétrécissements.

Dans tous ces cas, notre nouvelle méthode est d'un précieux secours. Qu'il s'agisse en effet d'un spasme, d'un gonflement de la prostate, d'une fausse route on d'un rétrécissement, une bougie flexible pourra presque toujours être introduite et cela sans le moindre danger. Puis, aussitôt qu'elle est arrivée dans la vessie, rien n'est plus simple que de visser sur son ajutage une sonde métallique de forme et de volume convenables que l'on fait pénétrer à sa suite.

III. — Application de la méthode à la dilatation brusque.

La dilatation brusque de l'urètre peut s'exécuter de trois manières principales : avec la sonde conique, avec la bougie cylindrique de Mayor, avec les instruments mécaniques de Perrève. Notre méthode s'applique à chacun de ces procédés et donne une entière sécurité à leur exécution.

Sonde conique. — On sait à quels dangers redoutables expose le cathétérisme forcé avec la

sonde conique, même quand cet instrument est conduit par les mains les plus habiles. Ces dangers sont tels que le plus grand nombre des praticiens renoncent à en faire usage et préfèrent, dans les cas urgents de rétention d'urine, recourir à la ponction de la vessie.

Or, par l'emploi de la bougie conductrice articulée, tous ces dangers disparaissent, et le cathétérisme s'exécute avec presque autant de sécurité que le cathétérisme simple. Maintenue dans la direction normale par la bougie adaptée à son bec, la sonde conique chemine avec sécurité et pénètre dans la vessie, sans être exposée à labourer le canal ou à s'égarer dans les fausses routes.

Sondes cylindriques de Mayor. — Mayor de Lausanne avait imaginé de dilater brusquement les rétrécissements de l'urètre au moyen d'une sonde métallique, d'autant plus, disait-il, que le rétrécissement était plus étroit. Sans discuter ici la valeur de cette méthode exprimée d'une manière si paradoxale, nous devons dire que l'introduction de grosses sondes ou bougies métalliques peut quelquefois rendre des services. Mais cette introduction, généralement beaucoup plus facile et moins dangereuse que celle de la sonde conique, n'en expose pas moins assez souvent à de fausses routes et à des déchirures irrégulières du canal.

La bougie articulée au bec de l'instrument fait

disparaître les principaux de ces inconvénients, et donne surtout une entière sécurité contre les fausses routes.

Dilatateurs mécaniques de Perrève. — La dilatation brusque par les ingénieux instruments de Perrève n'offre pas, à beaucoup près, les mêmes dangers que les procédés précédents, mais aussi, elle exige que l'instrument puisse être introduit dans les parties rétrécies avant qu'on opère la dilatation elle-même. Or, cette introduction ne laisse pas que de présenter souvent de graves difficultés et souvent même exige l'emploi préalable de la dilatation lente et graduée pendant un temps plus ou moins long.

La nouvelle méthode dispense de ce traitement préparatoire et permet l'application immédiate des instruments destinés à la dilatation brusque. Rien n'est plus facile en effet que de disposer les instruments de manière à ce qu'ils puissent s'articuler avec l'ajutage de la bougie conductrice et de les conduire, au moyen de cette bougie, jusque dans les rétrécissements.

On peut ainsi pratiquer immédiatement la dilatation brusque et conserver à cette méthode tous ses avantages.

IV.—Application de la méthode à la cautérisation
de l'urètre.

La cautérisation de l'urètre est une opération qui, naguère, a joui d'une grande vogue dans le traitement des rétrécissements de l'urètre. Elle est aujourd'hui presque entièrement abandonnée, moins peut-être à cause de son inefficacité qu'à cause de la difficulté de son exécution, et des dangers auxquels expose l'inexactitude de son application.

En lui donnant une précision rigoureuse, la nouvelle méthode contribuera peut-être à la tirer de l'oubli où elle est tombée depuis quelques années. Quoi qu'il en soit, toutes les variétés d'instruments porte-caustiques peuvent s'adapter facilement à la bougie conductrice et être dirigées par elle sur le rétrécissement pour en opérer la cautérisation soit d'avant en arrière, soit de dedans en dehors.

V. — Application de la méthode à l'incision des
rétrécissements.

La méthode d'incision appliquée aux rétrécissements comprend, comme chacun sait, quatre procédés généraux ou méthodes secondaires, désignées sous les noms : d'incision de dehors en dedans (Syme), incision de dedans en dehors (Maisonneuve), incision d'arrière en avant (Reybard), incision d'avant en arrière (Civiale).

1° *Incision de dehors en dedans* (Syme). — Un certain nombre de chirurgiens anglais ont adopté, comme méthode usuelle, l'incision de dehors en dedans proposée par Syme, laquelle consiste à introduire préalablement dans l'urètre rétréci un cathéter cannelé très-mince, et à diviser sur ce cathéter toute l'épaisseur des parties molles, en procédant de l'extérieur à l'intérieur. On ne peut nier l'efficacité de cette méthode, mais elle offre aussi de nombreux inconvénients, parmi lesquels se trouve surtout la difficulté de faire pénétrer l'instrument métallique à travers les rétrécissements.

Au moyen de la bougie articulée, cette introduction cesse d'être difficile, et, par conséquent, l'opération peut s'exécuter avec toute la sécurité désirable et sans qu'il soit besoin d'employer préalablement la dilatation avec les bougies.

2° *Incision de dedans en dehors* (Maisonneuve). — Il y a quelques années, j'eus l'honneur d'exposer à l'Académie une nouvelle méthode d'incision des rétrécissements d'urètre, que je désignai sous le nom d'incision de dedans en dehors. L'exécution en était simple et facile, mais il fallait toujours opérer une dilatation préalable des rétrécissements, afin de pouvoir introduire l'instrument sécateur. La bougie conductrice ne dispense pas de cette dilatation ; mais comme celle-ci peut être exécutée instantanément par l'incision d'avant en arrière, il est facile, en combinant les deux méthodes, d'instituer une opération dont l'exécution est des plus simples et dont les résultats sont vraiment extraordinaires.

3° *Incision d'arrière en avant* (Reybard). — Cette méthode est celle dont l'exécution réclame le plus impérieusement la dilatation préalable, à cause du volume des instruments sécateurs dont elle exigeait l'emploi.

La bougie conductrice ne détruit pas cette exigence ; mais, outre qu'elle rend plus facile et plus sûre l'introduction des instruments, elle permet, comme pour l'incision de dedans en dehors, de combiner cette méthode avec l'incision d'avant en arrière, et d'arriver ainsi à une opération dont la promptitude et la facilité d'exécution ne détruisent en rien l'efficacité.

4° *Incision d'avant en arrière* (Civiale). — De toutes les méthodes d'incision, celle d'avant en arrière est sans contredit la plus importante. Tandis que, en effet, toutes les autres méthodes sont frappées d'impuissance, tant que les rétrécissements n'ont pas le degré d'ouverture nécessaire pour l'introduction des instruments volumineux qu'elles exigent, la méthode d'incision d'avant en arrière n'a besoin d'aucune dilatation préalable, et permet, au contraire, de créer instantanément une voie suffisante à l'introduction des instruments destinés aux autres méthodes. Malheureusement, l'exécution de cette précieuse méthode était, jusqu'à présent, entourée de tant d'incertitudes et de dangers que les chirurgiens les plus habiles osaient à peine y avoir recours ; grâce à la bougie conductrice, ces incertitudes et ces dangers ont complétement disparu. C'est là, sans contredit, une des applications les plus heureuses de notre méthode, puisque, ainsi que nous l'exposerons tout à l'heure, c'est elle qui nous a permis de résoudre le problème de la *cure radicale et instantanée des rétrécissements de l'urètre, sans dilatation préalable ou consécutive.* Nous dirons seulement que, pour réaliser pratiquement ce résultat, il nous a fallu modifier tellement les instruments destinés à cette opération, que nous avons fait vraiment une opération toute nouvelle, que nous croyons devoir décrire en détail.

Nouveau procédé pour l'urétrotomie d'avant en arrière.

Instrument. — Le seul instrument nécessaire pour cette opération se compose d'un tube cannelé et d'une lame tranchante. Ce tube cannelé, long de 3o centimètres, a de 1 à 3 millimètres de diamètre; il présente près de son extrémité externe un petit anneau qui lui sert de manche, tandis que son extrémité vésicale est munie d'un pas de vis pour s'articuler à l'ajutage de la bougie conductrice. La lame tranchante a la forme d'une demi-olive. Elle est tranchante sur sa convexité. Son dos est muni d'une arrête qui la retient dans la cannelure du tube; elle se continue par une de ses pointes avec une tige mince qui glisse dans le tube cannelé, et qui, à son extrémité externe, se termine par un petit manche destiné à la manœuvrer.

L'instrument, ainsi composé, peut être droit ou légèrement courbe à son extrémité vésicale. Dans ce cas, la lame peut être placée du côté de sa concavité ou de sa convexité. Cette dernière forme est celle que je préfère d'habitude.

Manœuvre opératoire. — Pour exécuter l'urétrotomie par ce procédé, le chirurgien introduit d'abord dans l'urètre une bougie conductrice, appropriée au degré d'étroitesse du rétrécissement, et dont l'extrémité externe est munie d'un petit ajutage à peine plus volumineux qu'elle. Ce premier temps s'exécute suivant les règles avec les précautions ordinaires à cette espèce d'introduction.

Aussitôt que la bougie a pénétré jusque dans la vessie, on visse sur son ajutage l'extrémité vésicale de l'urétrotome, le plus convenable au cas particulier, puis on le pousse doucement de manière à ce que, guidé par la bougie qui le précède, il franchisse tous les rétrécissements.

On introduit dans la cannelure du tube la petite lame tranchante, à laquelle on fait parcourir sans hésitation toute la longueur de l'instrument de manière à diviser d'un seul trait tous les rétrécissements.

Ce dernier temps de l'opération est si rapide et si peu douloureux que souvent les malades ne s'en aperçoivent même pas et attendent qu'on l'exécute alors qu'il est déjà terminé. C'est à peine s'il s'écoule quelques gouttes de sang.

Application de la nouvelle méthode à la cure radicale et instantanée de rétrécissements de l'urètre, sans aucune dilatation préalable ni consécutive.

En considérant combien, dans l'état actuel de la science, les rétrécissements de l'urètre sont encore réfractaires à nos moyens thérapeutiques, l'idée d'une guérison radicale et instantanée de ces affections ne pourra certainement paraître au plus grand nombre des praticiens que comme une idée folle ou chimérique. Et cependant, quand on y réfléchit sérieusement, on voit qu'elle n'est point absolument irréalisable. Bien plus, on voit que chaque jour, et depuis longtemps, elle est réalisée pour quelques-unes au moins de ces affections. En effet, tous les chirurgiens savent avec quelle facilité on peut, d'un coup de bistouri, agrandir d'une manière permanente le méat urinaire accidentellement ou naturellement trop étroit pour admettre les instruments lithotriteurs ou les sondes de quelque volume.

Ils savent qu'il n'est aucunement besoin, pour obtenir ce résultat, d'entretenir l'écartement des lèvres de la plaie au moyen de bougies ou de corps étrangers; la rétraction de tissus et le passage de l'urine suffisant à cet office. Or, rien ne fait supposer qu'à une certaine profondeur dans l'urètre les choses ne puissent se passer de la même manière,

Déjà même les remarquables travaux de M. Reybard ont démontré que ce fait n'était plus seulement à l'état de supposition, mais bien à l'état de réalité. Ses expériences sur les animaux, ses opérations sur l'homme ont établi que l'incision longitudinale laissait au niveau de l'endroit rétréci une ampliation permanente, et mes recherches propres m'ont prouvé qu'il n'était pas besoin, pour obtenir cet effet, d'entretenir l'écartement des lèvres de la plaie par un corps étranger. Bien plus, elles m'ont démontré quels accidents, reprochés à la méthode des grandes incisions, étaient dus presque exclusivement au contact funeste de ces corps étrangers sur les surfaces saignantes.

De sorte donc qu'en réalité, la science possédait déjà le moyen d'obtenir *instantanément la cure radicale des rétrécissements de l'urètre.*

Mais quand de la science expérimentale on descend à la pratique usuelle, on aperçoit bientôt une foule de circonstances de détail qui devaient s'opposer à la vulgarisation de cette méthode.

D'abord l'exécution de l'opération était entourée de difficultés extrêmes. Les instruments étaient compliqués dans leur structure et dans leur manœuvre; leur aspect seul avait quelque chose d'effrayant pour le malade et pour l'opérateur.

D'une autre part, on n'avait pas suffisamment

insisté sur l'inutilité et le danger des bougies dilatatrices, à la suite de l'opération, de sorte que le mérite de l'instantanéité n'existait plus pour le malade, en même temps que des accidents réels dus à la présence de ces corps dilatants effrayaient le chirurgien. Enfin, et c'est peut-être la principale raison, l'insuffisance des procédés opératoires rendait indispensable un traitement préparatoire fort long et fort pénible, destiné à donner au canal les dimensions nécessaires pour l'introduction des instruments inciseurs.

Il résultait de tous ces motifs que, malgré son efficacité réelle comme méthode curative, l'incision ne remplissait qu'une partie du programme, et celle précisément à laquelle les malades attachent le moins d'importance.

Mais, du moment que, grâce à la nouvelle méthode de cathétérisme, il nous est possible d'attaquer d'emblée et sans dilatation préalable les rétrécissements les plus étroits, et cela avec autant de sécurité que s'ils étaient placés au méat urinaire, lorsque, d'autre part, les instruments et la manière de s'en servir ont été simplifiés au point de n'exiger aucune étude, aucune habileté spéciale, enfin lorsqu'à ces perfectionnements on joint celui de ne faire aucun traitement dilatateur consécutif, la question se présente immédiatement sous une tout autre face.

Au lieu d'une opération embarrassée d'instruments compliqués et surtout de longs et pénibles traitements préparatoires et consécutifs, on n'a plus qu'une opération simple et rapide, qui peut être tout entière pratiquée en quelques minutes, et qui, permettant l'emploi facile du chloroforme, ne fait éprouver aucune douleur au malade.

Description de l'opération.

Premier temps. — Le malade étant couché, j'introduis dans l'urètre une bougie appropriée au degré d'étroitesse du rétrécissement et dont l'extrémité libre est munie d'un petit ajutage à peine plus volumineux qu'elle.

Deuxième temps. — Aussitôt que la bougie a pénétré jusque dans la vessie, je visse sur son ajutage l'extrémité libre de mon urétrotome cannelé que je pousse ensuite ainsi que la bougie qui le précède jusqu'à ce qu'il ait franchi tous les rétrécissements.

Troisième temps. — J'introduis alors dans la cannelure de mon urétrotome la petite lame tranchante qui en fait partie, et, faisant rapidement parcourir à la lame toute la longueur de la cannelure, j'incise d'un seul trait tous les rétrécissements.

Quatrième temps. — Je retire alors l'urétrotome cannelé, je le dévisse de dessus la bougie, je lui substitue l'urétrotome caché que j'introduis dès lors sans difficulté.

Cinquième temps. — Puis quand l'urétrotome caché est arrivé à sa destination, je presse sur la bascule qui fait ouvrir la lame et je retire le tout en incisant d'un seul trait et profondément tous les rétrécissements.

Sixième temps. — Enfin, pour m'assurer que l'opération a bien atteint son but, j'introduis dans l'urètre une bougie métallique du numéro 48 que je retire aussitôt.

Ceci étant fait, je laisse le malade parfaitement tranquille, sans plus jamais lui introduire ni sondes ni bougies.

Immédiatement après cette opération, le malade urine à plein canal et presque sans douleur. La sensation légère de cuisson qui a lieu au moment de l'émission de l'urine, disparaît au bout de quelques jours. Il en est de même du suintement mucoso-purulent qui accompagnait le rétrécissement.

Quant à l'hémorrhagie, elle se borne habituellement à quelques gouttes de sang qui s'arrêtent d'elles-mêmes, au bout de peu d'instants.

Par prudence, j'engage les malades à rester quel-

ques jours au repos, à prendre un bain, des bois-
sons adoucissantes. Mais plusieurs fois j'en ai vu qui
ont repris immédiatement leurs habitudes , sans
qu'il en soit résulté le moindre inconvénient.

OBSERVATIONS.

Observation I. — *Rétrécissement de l'urètre.* — *Urétrotomie immédiate, sans dilatation préalable ni consécutive.* — *Guérison.*

Cozette, âgé de 31 ans, entra à l'hôpital de la Pitié le 21 mars 1855, salle Saint-Louis, 18, pour se faire traiter d'un rétrécissement de l'urètre. Depuis huit mois, ce malade éprouvait une difficulté de plus en plus grande à uriner ; depuis un mois, cette difficulté était excessive et s'accompagnait d'un écoulement. L'exploration du canal avec une bougie à boule de très-petite dimension me permit de constater dans la région spongieuse, à 8 centimètres de profondeur, un rétrécissement fort étroit et long de 5 à 6 millimètres que j'opérai immédiatement de la manière suivante :

J'introduisis dans le canal une bougie flexible d'un très-petit calibre, 0,004 millim. de circonférence, et munie d'un ajutage à son extrémité libre. Après quelques tâtonnements, je parvins à franchir l'obstacle et à pénétrer dans la vessie : vissant alors sur l'ajutage l'extrémité de l'urétrotome de M. Civiale, je le poussai lentement, jusqu'à ce que la pointe de l'instrument, guidée par la bougie, eût franchi le rétrécissement. Dès que l'obstacle opposé au passage de la saillie du sécateur m'indiqua que j'étais arrivé sur le rétrécissement, je fis saillir la lame de l'instrument et incisai d'avant en arrière. Puis l'obstacle franchi et dépassé, je ramenai l'urétrotome d'arrière en avant, de façon à explorer de nouveau le canal. Sentant encore un peu d'étroitesse au niveau du rétrécissement, je fis de nouveau saillir la lame et agrandir l'incision d'arrière en avant. Je retirai alors l'instrument et la bougie conductrice.

Dans ce canal, où quelques instants auparavant les bougies les plus fines, de 0,004 millim. de circonférence, pénétraient avec difficulté, je pus immédiatement introduire une sonde métallique de Mayor, n° 40, sans éprouver aucune résistance, et la retirai aussitôt. Il ne s'écoula que quelques gouttes de sang.

Pendant quelques jours, je prescrivis au malade des bains, une alimentation légère. Aucun accident ne vint entraver la marche de la guérison. Le malade ne cessa pas un instant d'uriner avec la plus grande facilité. Je ne passai ni sondes ni bougies.

Le 2 avril, treize jours après l'opération, le malade urinait toujours avec la même facilité; j'explorai le canal avec une bougie à boule, puis avec la sonde Mayor, n° 48, sans rencontrer aucun obstacle. Le malade quitta l'hôpital le lendemain.

Observation II. —*Rétrécissements multiples rebelles à la dilatation progressive. — Urétrotomie immédiate sans dilatation préalable ni consécutive.— Guérison.*

Bondin, âgé de 29 ans, vernisseur, entra le 20 mars 1855 à l'hôpital de la Pitié, salle Saint-Louis, 27.

Ce malade entra au mois d'octobre 1854, dans un des hôpitaux de Paris, pour se faire traiter d'un rétrécissement de l'urètre qui ne lui permettait plus d'uriner qu'avec la plus grande difficulté; là, il fut soumis au traitement par la dilatation lente. Des bougies extrêmement fines avaient été introduites avec peine et laissées à demeure, et déjà elles étaient remplacées par des bougies assez volumineuses quand le malade quitta l'hôpital.

Dès le 20 mars, lorsque le malade entra dans mon service, le rétrécissement était revenu à son état primitif. L'exploration à l'aide d'une petite bougie à boule me permit de reconnaître en arrière du méat un premier rétrécissement de peu d'importance et un deuxième à 12 centimètres à peu près, d'une étroitesse extrême et qu'il me fut impossible de franchir avec la boule exploratrice.

Immédiatement, sans dilatation préalable, j'introduisis, non sans peine, une bougie exploratrice, fine et flexible, n° 3, jusque dans la vessie. Sur son ajutage, je vissai l'urétrotome de Civiale et incisai les rétrécissements par le même procédé que dans l'observation précédente. Mais l'incision me paraissant trop superficielle, je substituai à ce sécateur l'urétrotome de frère Côme et complétai le débridement. Il me fut facile de m'en assurer par l'introduction d'une sonde d'étain, n° 48, ce que je pus faire avec une extrême facilité.

De petits frissons apparurent dans la nuit et le jour suivant ; mais ils cédèrent facilement à l'emploi des bains et des émollients, et se jugèrent par une éruption d'herpes labialis.

Le 28, huit jours après l'opération, j'introduisis une sonde métallique, n° 40. Elle passa avec la plus grande aisance, le canal n'avait rien perdu du calibre que lui avait donné l'incision.

Le 7 avril 1855, l'écoulement urétral avait complétement disparu, l'urine était expulsée à plein canal, sans douleur, le malade quitta l'hôpital.

Observation III. — *Rétrécissements multiples de l'urètre, rebelles à la dilatation. — Urétrotomie immédiate sans dilatation préalable ni consécutive. — Guérison.*

Mercier, âgé de 46 ans, colporteur, entra, le 8 mars 1855, à l'hôpital de la Pitié, salle Saint-Louis, n° 3.

Au mois de novembre 1853, ce malade fut traité pour un rétrécissement par la dilatation lente. Depuis cette époque, les rétrécissements se sont reproduits, et lors de son entrée à l'hôpital de la Pitié, le 8 mars, il ne pouvait plus uriner que goutte à goutte et avec d'assez vives douleurs.

Je constate un écoulement urétral, blanchâtre, assez abondant. L'introduction d'une bougie de 1 millimètre et demi de diamètre fut suivie d'une bougie à boule à peine plus volumineuse, qui me permit de constater l'existence d'une série de rétrécissements très-étroits que j'incisai en deux séances.

Dans la première, qui eut lieu le 21 mars, j'incisai seulement les deux rétrécissements les plus antérieurs. Dans la seconde, qui eut lieu le 3 avril, je terminai l'incision des rétrécissements profonds, puis, introduisant dans l'urètre l'inciseur de frère Côme que j'ouvris à 1 centimètre et demi, j'incisai largement toutes les parties rétrécies. Je pus introduire immédiatement, sans plus rencontrer d'obstacle, une sonde Mayor n° 48. Quelques gouttes de sang à peine s'étaient écoulées.

Aucun accident ne vint entraver la marche de la guérison. L'expulsion ne cessa pas un instant de se faire à plein canal.

Le 7 avril, je passai dans le canal une sonde Mayor n° 48, sans rencontrer aucun obstacle; le malade sortit de l'hôpital.

Observation IV. — *Rétrécissements multiples de l'urètre, permettant difficilement l'introduction des bougies les plus fines. — Urétrotomie à l'aide de la bougie conductrice sans dilatation préalable ni consécutive. — Guérison.*

Bardel, Louis, âgé de 40 ans, me fut envoyé, le 12 avril 1855, par un de nos plus illustres confrères, pour un rétrécissement de l'urètre parvenu au dernier degré d'étroitesse. Le malade n'urinait plus que goutte à goutte et avec des efforts inouïs.

Je procédai immédiatement à l'exploration de son canal, avec une bougie filiforme, munie d'un ajutage. Je rencontrai coup sur coup trois rétrécissements que je ne parvins à franchir qu'après de longues tentatives. A plusieurs reprises, je dus changer de bougie, en tortiller l'extrémité. Enfin, à force de patience et de douceur, je pénétrai dans la vessie. J'introduisis alors dans la cannelure une petite lame munie d'un long stylet, à l'aide duquel je la fis glisser lentement jusqu'au premier rétrécissement, que j'incisai d'avant en arrière. Ce premier rétrécissement franchi, j'incisai de la même manière le deuxième et le troisième. Mais ce débridement étant insuffisant pour assurer la guérison, je retirai la sonde cannelée et j'articulai à la bougie conductrice un instrument sécateur plus volumineux qui me permit de terminer l'opération.

Observation V. — *Rétrécissements multiples et fort anciens. — Guérison immédiate sans dilatation préalable et consécutive.*

M. X.., âgé de 58 ans, était depuis trente ans environ, affecté de rétrécissements multiples de l'urètre, dont il avait été traité par les plus grandes notabilités chirurgicales de l'époque. Dupuytren, Dubois, Ducamp, et plus récemment MM. Civiale, Ségalas, Leroy-d'Etioles, etc., lui avaient successivement donné des soins. Moi-même, il y a deux ans, je l'avais soumis pendant plusieurs mois au traitement par la dilatation lente.

Tous ces traitements n'avaient amené qu'une amélioration passagère, achetée souvent au prix d'accidents fort graves qui plusieurs fois même avaient compromis sa vie.

Depuis un an environ, M. X... avait renoncé à toute espèce de traitement, et la difficulté d'uriner était devenue telle, que cette fonction était l'occupation principale de sa vie.

Sur ces entrefaites, M. X... fut affecté d'une maladie grave du genou qui le retint au lit depuis plusieurs mois et pour laquelle on demanda de nouveau mes soins.

Telle était la position de M. X... quand je proposai de le soumettre à l'urétrotomie d'après ma nouvelle méthode. Cette méthode ayant été agréée par M. X..., et par M. M..., son médecin, j'y procédai de la manière suivante :

Le malade étant préalablement soumis au chloroforme, j'introduisis une bougie, n° 3, sur laquelle je vissai ensuite un petit tube cannelé à peine plus volumineux qu'elle et légèrement courbe à son extrémité. Ce petit tube, poussé lentement et avec précaution, pénétra peu à peu dans le canal en suivant la bougie qui le précédait et parvint dans la vessie. Alors je glissai dans la cannelure du tube une petite lame tranchante avec laquelle j'incisai d'un seul coup tous les rétrécissements ; puis retirant le petit tube, je lui substituai un lithotome de frère Côme, qui, dirigé par la bougie conductrice, pénétra facilement dans le canal déjà préparé par le premier débridement et me servit à donner aux incisions les dimensions convenables. Pour cela, je l'ouvris à 15 millimètres d'étendue et le retirai ainsi dans toute la longueur du canal en dirigeant son tranchant en bas sur la ligne médiane.

Immédiatement il me fut facile d'introduire une bougie d'étain, du n° 48. La quantité de sang qui s'écoula, après cette opération, ne dépassa pas une cuillerée à café. Aucun accident ne s'est manifesté, sauf un petit accès de fièvre qui n'a pas eu de suite, et depuis lors, le malade qui, depuis trente ans n'urinait que par gouttes ou par un jet filiforme, urine à plein canal et sans aucun effort.

Aux observations que je viens de rapporter et qui me paraissent parfaitement suffisantes, pour permettre de juger la valeur de la nouvelle méthode que je propose, je pourrais en ajouter plusieurs autres, je me contenterai de la suivante qui me paraît de nature à convaincre les plus difficiles.

Observation VI. — *Rétrécissement fibreux fort ancien accompagné de fistules urinaires. — Inutilement traité pendant cinq ans consécutifs. — Guérison immédiate.*

Roussard Louis-Auguste, âgé de 66 ans, ancien militaire, se présenta à l'hôpital de la Charité, dans le service de M. Velpeau, pour y être traité d'un rétrécissement fort ancien compliqué de fistule scrotale. Il raconte qu'ayant eu dans sa jeunesse de nombreuses blennorrhagies, il s'apercevait depuis plusieurs années de grandes difficultés dans l'excrétion des urines, quand à la suite d'un excès de vin il eut une rétention d'urine qui se termina par formation d'un abcès et la formation d'une fistule urinaire au-devant du scrotum. C'est alors seulement qu'il se décida à réclamer les secours de l'art. Il entra à l'hôpital d'Alby où l'on fit de vains efforts pour franchir son rétrécissement. Il séjourna cinq ans consécutifs dans cet hôpital, sans obtenir aucune amélioration dans son état et il en sortit avec un certificat d'incurabilité absolue.

Telle était sa position quand il vint à l'hôpital de la Charité où il fut reçu dans le service de M. le professeur Velpeau.

Je venais de lire mon mémoire à l'Institut, et j'étais bien aise de rendre mon illustre maître témoin du résultat que j'avais annoncé.

M. Velpeau voulut bien me confier ce malade; le 15 avril au moment de sa visite je procédai à l'opération en sa présence et avec l'aide de ses internes.

Je commençai, non sans quelque peine, à introduire une bougie filiforme d'un tiers de millimètre de diamètre; cette bougie, quoique cylindrique, ne cheminait qu'avec une extrême lenteur. Ce ne fut qu'au bout de vingt minutes que je parvins à la faire pénétrer tout entière. Je vissai alors sur son extrémité libre mon scarificateur, n° 1, d'un millimètre de diamètre, je l'introduisis doucement en poussant devant lui la petite bougie qui lui servait de guide, il me fallut encore plus d'un quart d'heure pour exécuter ce deuxième temps à cause de l'excessive rigidité des tissus qui ne permettait presque aucune dilatation.

Dès que l'instrument fut arrivé à destination, je glissai dans sa cannelure la petite lame tranchante à laquelle je fis parcourir facilement toute la longueur du canal.

Le rétrécissement étant ainsi scarifié, je retirai mon instrument et la bougie, je leur substituai une bougie plus volumineuse de 3 millimètres de diamètre qui pénétra sans hésitation, je vissai à l'extrémité de cette bougie mon *urétrotome* de frère Côme que j'avais disposé de manière à pouvoir obtenir une incision de 0,012 millimètres de profondeur, je l'introduisis jusque dans la vessie et pressant sur la bascule, je le retirai tout ouvert, dans une étendue de 3 centimètres. La quantité de sang qui s'écoula fut à peine d'une cuillerée à café. Le malade avait peu souffert ; dans la nuit il eut un accès de fièvre qui ne se renouvela pas, et dès le lendemain M. Velpeau put se convaincre que l'urine sortait à plein canal et sans la moindre difficulté ; pendant les dix jours que le malade resta en observation dans les salles de l'illustre professeur aucun accident ne se manifesta, la fistule scrotale se ferma d'elle-même et l'urine continua à couler à plein canal.

Après sa sortie de l'hôpital de la Charité j'engageai Roussard à venir dans mes salles à l'hôpital de la Pitié où je le gardai jusqu'au 10 mai, jour où il retourna dans son pays, urinant toujours avec une entière liberté et parfaitement guéri de sa fistule.

Ce fait n'a pas besoin de commentaires ; il est certain que, dans l'état actuel de la science, aucune autre méthode n'est en mesure de donner un pareil résultat.

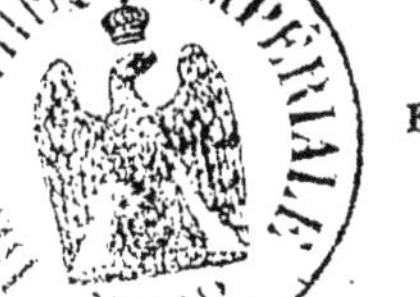

FIN.

9 782019 291310